AF299761

ÉTUDE

SUR LA

PHYSIOLOGIE DE LA DIGESTION

CHEZ L'ENFANT

Règles à en déduire pour l'Allaitement, l'Alimentation et le Sevrage

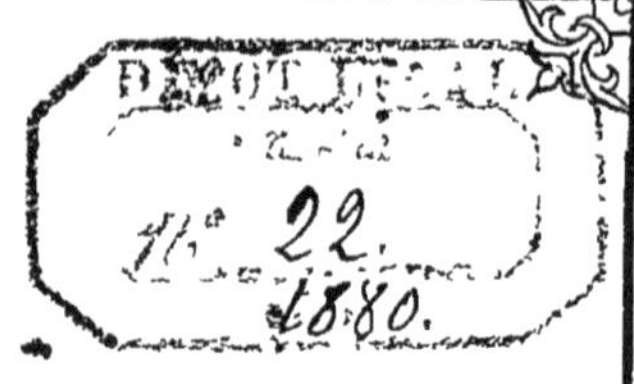

SUIVIE D'UNE COURTE APPRÉCIATION SUR LA VALEUR DES SUBSTANCES
ALIMENTAIRES DESTINÉES AU PREMIER AGE

ET SUR L'UTILITÉ DE LA DIASTASINE

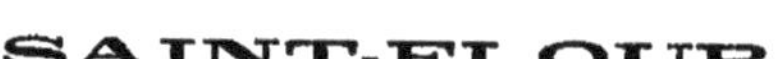

PAR

L. MISSONIER

Officier d'Académie

PHARMACIEN LAURÉAT (huit Médailles d'argent)

A SAINT-FLOUR (Cantal)

Mémoire couronné par la Société protectrice de l'Enfance de Marseille

Médaille d'Argent — Concours 1877-78

SAINT-FLOUR

IMPRIMERIE D'ALFRED PASSENAUD

Rue de la Halle aux Blés

1880

ÉTUDE

SUR LA

PHYSIOLOGIE DE LA DIGESTION

CHEZ L'ENFANT

Règles à en déduire pour l'Allaitement, l'Alimentation et le Sevrage

SUIVIE D'UNE COURTE APPRÉCIATION SUR LA VALEUR DES SUBSTANCES
ALIMENTAIRES DESTINÉES AU PREMIER AGE

ET SUR L'UTILITÉ DE LA DIASTASINE

PAR

L. MISSONIER

Officier d'Académie

PHARMACIEN LAURÉAT (huit Médailles d'argent)

A SAINT-FLOUR (Cantal)

Mémoire couronné par la Société protectrice de l'Enfance de Marseille

Médaille d'Argent — Concours 1877-78

SAINT-FLOUR

IMPRIMERIE D'ALFRED PASSENAUD

Rue de la Halle aux Blés

1880

BIBLIOTHÈQUE NATIONALE — R. F. — IMPRIMÉS.

PRÉFACE

Les nouveau-nés qui, chaque année, succombent par milliers, ne meurent pas de maladies ; tous meurent de fautes commises contre l'hygiène, (Dr Brochard) et les principales causes de la mortalité sont le défaut d'allaitement, l'abus de l'alimentation prématurée et le mauvais choix des aliments de sevrage. Mais comme il ne suffit pas d'énoncer un fait et qu'il faut des preuves sérieuses, la Société protectrice de l'Enfance de Marseille, (fondée en 1873 et reconnue comme établissement d'utilité publique, par décret du 26 mai 1876) avait mis au concours, pour 1878, la question suivante : « Déduire de la physiologie de la digestion chez l'enfant, les règles de l'allaitement, de l'alimentation du sevrage et la valeur des substances alimentaires destinées au premier âge. »

Comme cette question touche non-seulement à l'économie sociale, mais à l'hygiène sociale, je n'ai pas hésité à répondre à l'appel fait aux hygiénistes et à tous ceux qui ont pour mission de dénoncer et de poursuivre les abus, les erreurs, les causes quelconques de mortalité qui sévissent sur le jeune âge. La santé publique est une force et même une richesse que nul ne doit négliger, et tous ceux qui se préoccupent de la dépopulation de la France doivent prêter leur concours aux questions qui se rattachent à l'éducation physique des enfants, (Dr Brochard, Dr Chalvet, Richard du Cantal, etc.)

Une commission médicale et scientifique, composée de cinq membres, Messieurs les docteurs Bousquet, Ménécier, Mittre, Taguet et Millon, fut nommée pour faire un rapport sur le concours.

A l'assemblée générale du 25 avril 1878, le docteur Millon, rapporteur, s'exprimait ainsi :

« La question mise au concours est pleine d'intérêt, non-seulement pour les mères, mais encore pour les pères de famille ; car si ces derniers connaissaient mieux divers détails qui touchent de si près à la santé de leurs enfants, ils seraient quelquefois plus fermes et pourraient, par un raisonnement basé sur la science, combattre certains préjugés, (hélas ! encore si nombreux de nos jours,) et guider leurs compagnes dans l'éducation physique de leurs enfants, dès les premiers mois de la vie. Pour éviter, autant qu'il est possible, les causes de la très-grande mortalité qui sévit sur les enfants en bas âge, on ne saurait trop répéter, sous toutes les formes, les préceptes, fruits de l'expérience, que toute mère de famille devrait connaître, au moins, aussi bien que son *Pater*. Comme résultat de ces connaissances, nous n'aurions plus à constater, ainsi qu'il nous arrive chaque jour de le faire, ces désespoirs si légitimes auxquels elles sont en proie, quand un de leurs enfants leur est ravi par ces maladies si fréquentes et qui ont pour origine la profonde ignorance des principes hygiéniques relatifs à l'alimentation des nouveau-nés. La lecture du Mémoire que nous allons couronner sera très-utile et très-intéressante. Ce travail est l'œuvre d'un de nos lauréats de l'année dernière ; une mention honorable lui fut décernée dans le précédent concours pour sa farine alimentaire, la Diastasine. M. Léon Missonier, pharmacien à Saint-Flour, a prouvé son dévouement à notre Société en lui consacrant ses heures de loisir, et nous sommes heureux de lui décerner, aujourd'hui, en votre nom, une médaille d'argent pour son mémoire en réponse à la question mise au concours. »

(Extrait du rapport du Dr Millon).

Mon mémoire a été publié dans le journal le *Sud médical* et un grand nombre d'exemplaires ont été, par mes soins, gratuitement distribués. L'accueil favorable qui a été fait à ce travail par la presse locale, les bienveillants encouragements et les récompenses honorifiques qui m'ont été décernées, tout enfin me fait un devoir de publier une seconde édition, car j'ai la conviction que ce n'est que par la vulgarisation des principes élémentaires de l'hygiène et de la physiologie, que l'on peut espérer une diminution dans l'effrayante mortalité des nouveau-nés. La question de protection de l'enfance est plus que jamais à l'ordre du jour, grâce aux efforts persévérants de l'honorable député de la Lozère, M. Roussel, auteur de la loi qui porte son nom.

Léon MISSONIER.

Saint-Flour,   juillet 1880.

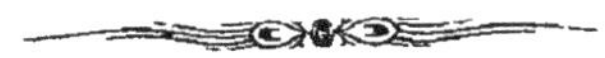

ÉTUDE

PHYSIOLOGIE DE LA DIGESTION CHEZ L'ENFANT

PREMIÈRE PARTIE

Règles de l'allaitement, déduites de la physiologie de la digestion chez l'enfant

> Jusqu'au moment du sevrage l'enfant doit teter, et aucun aliment artificiel ne peut remplacer le lait de la mère

La physiologie de la digestion est aujourd'hui parfaitement connue, et il me semble inutile et hors de propos d'en faire l'historique complet ; il me suffira de dire que trois ferments concourent à l'acte de la digestion : la pepsine, la diastase et la pancréatine. La mastication et l'insalivation sont de puissants auxiliaires ; or, l'enfant en venant au monde ne peut opérer ni la mastication, ni l'insalivation , sa nourriture doit être d'une digestion facile et l'on alimente prématurément toutes les fois qu'avant l'éruption complète des huit premières dents on fait absorber toute autre substance alimentaire que du lait, et le lait doit encore être donné à l'enfant dans des conditions spéciales que nous étudierons plus loin. Comme l'a dit avec raison M. le docteur Gouneau (*Education physique et morale des nouveau-nés*), « on est trop disposé à prendre l'enfant noūveàu-né pour un homme, et à lui donner les aliments qui ne conviennent qu'à un autre âge. » En effet, on sait qu'à la naissance la plupart des appareils du nouveau-né sont encore à l'état d'évolution. Deux de ces appareils seulement sont assez développés pour entrer en fonction, comme à un âge plus avancé : tels sont l'appareil respiratoire et l'appareil complexe qui constituent le tégument externe ; les poumons et la peau sont munis de tous leurs éléments constituants, assez développés pour entrer en fonctions régulières de suite après la naissance.

Il n'en est pas de même des autres appareils, même de l'appareil digestif ; plusieurs de ses parties constituantes ne sont bien développées que longtemps après la naissance.

Si nous examinons la bouche du nouveau-né, nous constatons qu'elle ne peut exercer convenablement ni la préhension, ni la mastication ; la langue, quoique bien développée, n'exécute avec précision que des mouvements de succion.

La mâchoire inférieure, encore peu résistante, se meut sans énergie. En effet, l'angle très-ouvert que ses branches forment avec le corps de l'os, présente aux muscles qui seront plus tard masticateurs, une insertion très-oblique. Cette condition suffirait pour neutraliser une partie de leur action, si déjà la faiblesse de leurs fibres contractiles ne rendait pas leurs contractions inefficaces. Les muscles buccinateurs ont seuls assez de force pour remplir une fonction, et l'acte buccal de l'enfant nouveau-né est accompli par le concours de la langue et de ces derniers muscles.

Si nous joignons à ces faits l'absence de dents, l'état rudimentaire des véritables glandes salivaires, nous aurons là preuve anatomique que le nouveau-né n'est pas encore organisé pour mâcher des aliments et rouler dans la bouche un bol alimentaire quelconque. Aussi lorsqu'on impose l'alimentation prématurée à ces petits êtres, c'est mécaniquement que l'on fait arriver les aliments à l'isthme du gosier, comme si l'on avait affaire à une paralysie glosso-labiale. Par cette disposition on dirait que cette nature, si souvent attaquée par certains esprits qui n'ont jamais compris la filiation de ses lois, parce qu'ils ont mal observé, a voulu mettre obstacle à tout autre mode d'alimentation que celle qui s'effectue par *succion*. Les animaux respectent cette situation du premier âge, les carnivores surtout éloignent tout aliment de la portée de leurs petits avant l'évolution suffisante des dents ; ce n'est que lorsque les mamelles sont mordillées par les dents des jeunes animaux, que les chiennes et les lionnes abandonnent des aliments à côté de leurs petits, assez forts pour partager sans danger l'alimentation des parents.

Les Arabes, qui ont reçu de Mahomet la prescription d'allaiter au sein pendant deux années révolues, n'offrent pas de nourriture aux nourrissons ; ils attendent qu'ils viennent eux-mêmes participer aux repas de la famille, ce qu'ils ne font à coup sûr qu'au moment où ils commencent à exécuter des mouvements avec quelque précision.

De ce qui précède il résulte déjà qu'on doit s'abstenir d'imposer une alimentation prématurée avant que le système buccal soit assez développé, pour que la préhension, la mastication et l'insalivation puissent régulièrement s'accomplir. « Nous avons tous assisté, disait le docteur Chalvet, à ces étranges luttes de la nourrice au petit pot, imposant de la bouillie, de la panade, à la bouche rebelle des nourrissons ; à force de reprendre et de refouler avec une cuiller, ces aliments tombent sous le domaine des actions réflexes et sont avalés indépendamment de la volonté. »

Cette nourriture va devenir indigeste, parce que pendant les premiers mois de la vie, l'enfant n'a pas assez de salive pour faire subir aux féculents la catalyse glucosique dont nous parlerons plus tard.

Si de la cavité buccale nous passons à l'estomac et aux intestins, nous trouverons encore là une démonstration anatomique établissant que le nouveau-né n'est pas apte à digérer certains aliments communément imposés par les nourrices. Ces organes, à l'état d'ébauche, pour ainsi dire, au moment de la naissance, ne paraissent pouvoir absorber sans danger que des principes préparés à l'absorption par un travail préalable auquel l'enfant est presque complètement étranger.

L'estomac est très-petit, sans forme bien arrêtée, sa membrane muqueuse très-mince, lisse : les replis et les glandes qui la rendront apte à remplir plus tard certains actes digestifs sont encore à l'état rudimentaire, surtout les glandes à suc gastrique, qui ne contiennent à cette époque qu'un petit nombre de cellules, dites à pepsine.

Ces cellules, chez l'adulte, et même chez l'enfant pourvu de ses dents de lait, sont volumineuses, arrondies ; elles ont un noyau évident et un contour granuleux, elles remplissent les glandes ; chez le nouveau-né, ces glandes sont presque vides.

La membrane musculeuse ne présente que des fibres contractiles, pâles et peu développées. Cette membrane est mince, transparente et incapable d'agir efficacement, par ses contractions, sur le contenu de ce viscère : aussi lorsqu'il se fait un caillot de lait dans l'estomac, cette masse ne peut être convenablement roulée sur les parois gastriques pour subir l'action dissolvante de sucs encore peu abondants ; d'où *l'indigestion, le rejet par vomissement ou la lienterie.*

Nous trouvons les mêmes conditions anatomiques à signaler du côté des intestins, partout nous constatons la faiblesse des membranes contractiles, et l'évolution incomplète des organes sécréteurs.

Le travail physiologique de la digestion est parfaitement éclairé par la disposition anatomique de tout l'appareil digestif.

La naissance, en effet, n'émancipe pas le nouvel être, il continue à vivre en quelque sorte par l'intermédiaire de la mère, tant que l'organisation de ses organes d'assimilation indépendants est inachevée ; seulement, après la naissance, au lieu de donner du sang tout préparé par le cordon ombilical, la mère fournit au nouveauné un liquide nutritif élaboré spécialement par les glandes mammaires.

Ce liquide, d'une composition variable, toujours en rapport avec l'âge de l'enfant, arrive dans sa frêle économie en passant par le tube digestif dont le rôle est pour ainsi dire limité, durant les premiers jours, à un simple phénomène d'absorption.

Le premier lait sécrété par les mamelles n'est qu'une émulsion naturelle essentiellement composée de matières grasses, sucrées et

de sels minéraux, qui fait partie constituante de l'organisme. Cette
émulsion n'exige, pour ainsi dire, qu'une ébauche de digestion
pour être absorbée. Elle diffère totalement des émulsions artificielles préparées avec du jaune d'œufs additionné des principes
correspondants que l'analyse chimique a permis de découvrir dans
le lait.

Ces préparations artificielles diffèrent autant du colostrum, au
point de vue de l'effet utile, que l'engrais artificiel diffère de l'engrais naturel.

La physiologie se joint à la pathologie pour nous démontrer
l'utilité et la nécessité de l'allaitement par la mère, et les inconvénients de l'alimentation prématurée : le chiffre élevé de la mortalité
des nouveau-nés en est la première preuve, lorsque les lois de la
nature ne sont pas observées ; vient ensuite le cortège des maladies qui accompagne, ou qui est la cause de l'alimentation prématurée : gros ventre, dentition en retard, cachexie, etc., etc., « et
la preuve, dit M. le docteur Chalvet, que ces enfants souffrent de
la misère chez leur nourrice, lorsqu'ils ne sont pas allaités, et qu'on
ne saurait accuser la faiblesse originelle, c'est que l'on parvient à
refaire assez généralement ces chétives constitutions, par un allaitement rétrospectif. »

Et enfin, si nous sortons des faits relatifs à l'anatomie et à la
physiologie, il nous suffira pour appuyer notre thèse sur des faits,
fournis par la pathologie expérimentale, de relater les expériences
suivantes presque sans commentaire.

En 1867, M. le docteur Chalvet, dans le but d'étudier l'influence
de l'alimentation prématurée sur les jeunes mammifères, a répété,
mais dans un autre ordre d'idées, les expériences de M. J. Guérin.

Une chienne nourrissait quatre petits. Après dix jours d'allaitement, trois de ces jeunes chiens ont été éloignés de la mamelle.
Ils ont été nourris avec du lait de vache pris chez une crémière,
c'est-à-dire avec du lait mélangé et bouilli (c'était au mois de
juillet) ; nous avons eu soin, dit l'auteur cité de l'expérience, de
délayer dans ce lait de la farine cuite. Ces jeunes chiens, placés
dans de bonnes conditions hygiéniques, buvaient ce mélange selon

leur appétit. Cependant, dès le second jour de l'expérience, ils avaient la fièvre. Les yeux déjà ouverts avaient perdu leur limpidité, ils étaient chassieux, le poil était moins lisse et des cris incessants trahissaient un état de souffrance, probablement des coliques intestinales.

L'un de ces animaux fut sacrifié ce même jour : il présentait déjà une rougeur assez vive de la muqueuse gastro-intestinale (menace de gastro-entérite) et une tuméfaction non douteuse des ganglions mésentériques. De plus, le sang renfermait un excès de matières, dites extractives (17 pour 1,000 au lieu de 8,66 chez un chien nourri par la mère), comme on l'observe dans tous les cas de fièvre, et comme nous supposons devoir exister, d'après ces expériences, à la suite de toute mauvaise digestion avec fièvre (véritable fièvre gastrique ou de digestion imparfaite). Ces mêmes faits nous mettent sur la voie de la pathogénie, de l'adénopathie mésentérique chez les enfants prématurément nourris ou mal allaités.

Après trois jours de cette misère physiologique, l'un de ces chiens fut rendu aux soins de sa mère, et il ne fallut pas moins d'une dizaine de jours pour effacer les traces de cet écart de régime, encore cet animal resta-t-il quelque temps en retard sur son frère, qui n'avait pas cessé d'être allaité ; il est bon de remarquer que cet animal avait subi un commencement d'allaitement, qu'il avait absorbé le colostrum, qu'après dix jours d'allaitement, il représentait un enfant de plus d'un mois sous le rapport des aptitudes digestives; il était apte, en effet, à digérer un lait déjà caséeux. Aussi, il est certain, ajoute l'expérimentateur, d'après de nouvelles expériences que nous poursuivons en ce moment (1868), que si nous avions fait usage de lait de la même vache, non bouilli, sans mélange de *fécule*, les accidents constatés ne se seraient pas produits. « Que l'on juge maintenant ce que doivent fatalement souffrir les nouveau-nés, qui ne prennent nullement le sein, qui sont nourris de suite avec du lait de différentes vaches, avec des bouillies, des panades, des œufs, etc. Eh bien, ceux des enfants qui résistent, et c'est la minorité pour les enfants abandonnés, deviennent ce qu'est devenu le troisième chien *sequestré*, dans l'expérience ci-dessus.

Ce troisième chien fut nourri avec le même lait, mélangé de la bouillie, pendant un mois encore, il nous a présenté la série des accidents que voici : le gros ventre, le gonflement des jointures, l'amaigrissement général, tout l'aspect si déplorable, en un mot, de la très-grande majorité des enfants, au retour de chez la nourrice.

Cette expérience ne laisse aucun doute sur la nécessité de l'allaitement naturel, et le danger de l'alimentation prématurée ou de l'allaitement mal conduit.

Les résultats de ces expériences physiologiques ne sauraient être mis en doute. L'expérimentateur était un praticien distingué, agrégé, qui a consacré plusieurs années à l'étude des phénomènes de physiologie, et qui est mort prématurément en laissant après lui le souvenir d'une carrière noblement remplie ; je me fais un devoir de rendre publiquement hommage à la mémoire de ce savant, qui était à la fois mon compatriote et mon ami.

M. le docteur Brochard a traité cette question en maitre dans son travail sur l'allaitement maternel, au point de vue de la mère, de l'enfant et de la société.

« L'allaitement par la mère est préférable à tous les autres, d'abord parce que le lait maternel se trouve graduellement proportionné avec les aptitudes digestives du nouveau-né. Dès que le lait n'est plus en rapport de composition avec l'âge de l'enfant, il n'est pas possible que quelques désordres digestifs ne soient la conséquence de cette situation. Ce n'est qu'*exceptionnellement* qu'un enfant prend le premier lait d'une nourrice étrangère, et, en admettant cette première condition, il existe certaines circonstances qui modifient la composition du lait, telles que le changement d'habitude ou de régime et, de plus, la nourrice éloignée de ceux qu'elle aime, n'a plus ce calme d'esprit qui fait le bon lait ; de là des troubles digestifs chez le premier né.

« Mais si la mère se trouve dans la nécessité de confier son enfant à une *nourrice*, le premier soin est de s'occuper de l'ancienneté du lait : plus le lait sera vieux, plus il sera indigeste pour le nouveau-né ; et si dès la naissance on impose un lait de plusieurs mois, comme on le fait habituellement, les voies d'absorption et d'élaboration, les ganglions mésentériques surtout et les organes hématopoiétiques sont lésés. Dès lors, tout l'édifice organique est compromis, les troubles gastriques deviennent une cause fréquente de mort, et les survivants resteront inférieurs à ce qu'ils pourraient être. Il y aurait tout avantage, au point de vue de la mère d'abord et surtout de l'enfant, à ce que *la mère* nourrisse elle-même son enfant, au moins pendant le premier mois : pour la mère, la suppression immédiate de la lactation peut compromettre indéfiniment sa santé. Ces faits sont démontrés par les travaux de M. Scauroni et autres, il est inutile de s'y arrêter plus longtemps : nous croirions sortir de la question. Beaucoup de maladies de matrice n'ont pas d'autre origine, et cela tient, comme l'a démontré M. Scauroni, à ce que les femmes qui n'allaitent pas, conservent plus longtemps que celles qui allaitent, la matrice *volumineuse* et plus lourde au toucher. On conçoit, dès lors, qu'elles seront plus exposées que les secondes aux déplacements utérins lorsqu'elles quitteront le lit : viennent ensuite les troubles digestifs, anémies, polysarcie, etc.

« Quant à l'enfant, je le répète, le lait récent de la mère ne peut être remplacé sans danger par un lait ancien, dont la composition n'est pas en rapport avec l'âge du nourrisson et avec ses facultés digestives. »

La nourrice mercenaire n'est donc réellement et moralement possible que dans le cas particulier où elle perd accidentellement son enfant dans les premiers mois de l'allaitement.

Examinons, du reste, la situation qui est faite à l'enfant de la nourrice et laissons parler M. Monot : « Convenons-en, que plus son lait sera jeune plus son placement sera avantageux, elle hâte ses préparatifs de départ... son enfant mourra, peu lui importe. Pendant qu'elle vivra dans le luxe, dans une maison aisée, ses enfants sont livrés à eux-mêmes ou confiés aux soins d'une voisine qui s'en occupe très-peu ; ils sont malades, personne n'est là pour les soigner, son mari va au cabaret, contracte des habitudes de dépenses et de débauches ; la vie de famille est détruite à jamais. »

« Les départements qui fournissent les nourrices sur lieu, a dit M. Brochard, ont beaucoup de peine à fournir le contingent de la conscription, tous les jeunes gens y sont faiblement constitués. »

Si l'enfant est envoyé en nourrice, que devient-il, loin du regard de sa famille ? Admettons que la nourrice soit honnête, qu'elle aime son nourrisson, qu'elle soit consciencieuse, qu'arrivera-t-il ? ou elle cessera brusquement d'allaiter son enfant, et elle lui imposera une alimentation prématurée et son enfant sera dès lors exposé aux dangers déjà signalés ; ou bien elle continuera à donner le sein aux deux enfants, et comme le sein ne pourra pas donner une quantité suffisante de lait, les deux nourrissons subiront une alimentation prématurée ; mais le plus souvent la nourrice n'allaitera pas l'enfant, c'est pour elle une question d'argent, et l'alimentation prématurée sera seule employée. En présence de ces difficultés, les médecins ont examiné la question de l'allaitement au biberon, dans le cas où la mère après deux ou trois mois se trouverait dans l'impossibilité d'allaiter plus longtemps son enfant, et il est parfaitement établi que l'usage du biberon est souvent très-utile et peut rendre des services à la condition de se conformer à certaines précautions ; mais j'ai dit après deux ou trois mois d'allaitement au sein, parce que le biberon donné immédiatement après la naissance présente des inconvénients déjà signalés : le lait de vache ou de chèvre n'a pas la même composition que le premier lait de la mère, il est plus nutritif, et le nourrisson est exposé à des désordres du côté des voies digestives. Mais après trois mois d'allaitement au sein, le biberon (en cas de nécessité) vaudra mieux que le lait vieux d'une nourrice, avec la précaution de le couper avec un peu d'eau et proportionnellement à l'âge et à l'effet produit.

L'allaitement mixte, c'est-à-dire, moitié avec le sein et moitié avec le biberon, présente des avantages sérieux, signalés par plusieurs médecins et notamment par M. le docteur Morin. (Voir son *Almanach de la Jeune Mère.*)

En résumé, rien ne remplace, pendant les premiers mois, le

lait de la mère ; l'allaitement au sein, de son nourrisson par la mère, présente seul toutes les conditions désirables : le lait est en rapport avec l'âge de l'enfant et ce n'est qu'après deux ou trois mois d'allaitement maternel que l'alimentation mixte ou l'alimentation au biberon seul doit être employée, si la mère est forcée de suspendre l'allaitement. Dans tous les cas, soit que la mère allaite son enfant, soit que l'allaitement se fasse au moyen de lait de chèvre, où de vache, le lait doit-être la seule nourriture de l'enfant, pendant ses cinq ou six premiers mois, pour les raisons que nous avons déjà indiquées. « L'alimentation par le lait exige certaines précautions indiquées dans l'*Almanach de la Jeune Mère* du docteur Maurin, et l'observation la plus importante est celle qui se rapporte à la manière dont le lait doit être administré, relativement à la quantité et à la température.

« Le lait doit être administré vivant, c'est-à-dire à une température ne dépassant pas 32° et au moment de la traite ; le lait de deux traites différentes ne doit pas être mélangé et autant que possible il faut donner le lait du même animal. »

Des expériences nombreuses faites chez des chiens et chez les enfants, établissent d'une manière certaine que le nourrisson allaité avec du lait vivant, profite beaucoup plus qu'avec le lait bouilli ou du lait mélangé ou mort, c'est-à-dire ayant séjourné longtemps dans des vases après la traite. La cure du lait chaud sortant de la bête dans diverses maladies, n'est-elle pas une preuve sérieuse de l'utilité de cette recommandation pour l'alimentation de l'enfant. Du reste le lait mélangé se coagule très-rapidement et cela tient à ce que le lait de certaines vaches renferme un produit extractif qui hâte la fermentation lactique, lorsqu'on le mélange au lait d'un autre animal. Le lait non mélangé, se coagulant moins vite, est d'une digestion plus facile, car l'estomac du nouveau-né chymifie difficilement le *lait caillé*.

Ceci explique les avantages du lait de la même chèvre ou de la même vache.

Le lait doit être vivant et non bouilli, parce que l'ébulition modifie sa composition, le prive de sa faible proportion d'albumine, si utile à la nutrition du nouveau-né. (1).

Il importe aussi dans l'allaitement *mixte* et dans l'allaitement *artificiel* que le lait soit donné toujours au moyen d'un biberon et non au moyen du verre ou du petit pot, le nouveau-né ne pouvant bien avaler que par *succion*.

Lorsqu'on se contente de faire boire à la cuiller, on s'expose à le nourrir d'une manière insuffisante, à le faire avaler de travers et à provoquer ainsi graduellement des accès de toux.

De plus, par la succion, il provoque des sécrétions buccales qui, mélangées au lait, ne sont pas sans influence et sans utilité pour la digestion.

Le biberon a encore un autre avantage : il permet de ne pas chauffer chaque fois le lait pour le rendre tiède ; l'éleveuse tient pendant la nuit le biberon à côté d'elle, ou bien le place à côté de l'enfant dont la chaleur rayonnante suffit ; quant au choix du biberon, il importe qu'il fonctionne bien, qu'il ne fatigue pas l'enfant, et les biberons à pompe et à air de MM. Robert Monchovaut et autres, remplissent parfaitement ces indications. M. le docteur Maurin préfère, avec raison, un biberon à bout en ivoire, qui n'a pas l'inconvénient du caoutchouc, d'abord à cause de la mauvaise odeur du caoutchouc, et puis le contact prolongé du caoutchouc avec le lait permet à celui-ci de dissoudre des principes nuisibles qui occasionnent la diarrhée des enfants.

Aucun aliment artificiel ne peut remplacer le lait : ni le jaune d'œufs, ni les farines lactées, ni les conserves, ni les jus de viande ; aucun de ces produits, décrits dans la thèse de M. Coudereau, n'a la composition du lait et ne peut le remplacer pendant les six premiers mois, au moins. Si le lait faisait *absolument* défaut, il faudrait donner la préférence aux aliments qui se rapprochent le plus du lait naturel, et en première ligne se place le *lait concentré* ou

_____

(1) Il faut surtout éviter de faire boire à l'enfant le lait provenant de vaches ou chèvres phthysiques : car de récentes expériences ont démontré que la phthysie était transmissible par le lait.

lait condensé, qui, étendu de quelques cuillerées d'eau, forme instantanément un lait à peu près pur, si l'on n'a égard qu'à la composition chimique du lait. Le lait condensé est conservé par la méthode d'Appert ou de Liébig ; cette méthode consiste à évaporer le lait jusqu'en consistance sirupeuse, à le mélanger avec une certaine quantité de sucre et à obtenir la dessiccation à une douce température, de manière à obtenir une *poudre sèche*: d'autres industriels le conservent à l'état fluide, en l'enfermant dans des vases entièrement privés d'air, par la méthode Appert ; mais nous comprenons déjà les inconvénients de ces *conserves*, *utiles* seulement lorsqu'il y a impossibilité absolue de se procurer du lait ; et, en effet, nous avons vu qu'au-dessus de 32°, le lait perdait de ses qualités, que l'ébullition lui enlevait son albumine, que le lait caillé était indigeste ; par conséquent, toutes les conserves ou extraits de lait, ne pouvant être obtenus que par l'évaporation du lait, ne possèderont pas les qualités du *lait vivant*.

Quant aux aliments *féculents*, l'usage doit en être absolument défendu jusqu'au moment de la sortie des dents, jusqu'au moment où le système buccal est assez développé pour que la préhension, la mastication et l'insalivation puissent régulièrement s'accomplir. Il y a là un acte physiologique que nous avons déjà signalé, et sur lequel nous allons insister. Toutes les fécules subissent une modification pendant l'acte digestif, et l'amidon se transforme en *glucose*. Cette modification s'opère par l'influence de la *diastase*, principe contenu dans la salive. Ce principe actif a été noté pour la première fois par M. Mialhe qui lui a donné le nom de *diastase animale* et son énergie est telle, qu'une partie en poids suffit pour liquéfier et convertir, en dextrine d'abord et en glucose ensuite, 2,000 parties de fécule ; or, chez les nouveau-nés la mastication et l'insalivation faisant défaut, la transformation de l'amidon en sucre s'opérera dans l'estomac d'une façon plus lente et imposera à l'organisme du nourrisson un travail plus considérable, et cet acte physiologique, cette nécessité de la présence de la salive pour cette réaction chimique, indique suffisamment que l'alimentation prématurée par les fécules est contre-indiquée, pendant les cinq ou six premiers mois de la vie : aussi tous les savants et tous les médecins qui se sont occupés de cette grave question d'hygiène de l'enfance, ont-ils cherché les moyens de rendre plus digestifs les *aliments fécu-lents* : M. Liébig, surtout, a démontré que la farine de froment donnée en bouillie était indigeste, non-seulement par le manque de diastase, pendant l'acte digestif, mais parce qu'elle possède une réaction acide et qu'elle laisse, après l'incinération, des phosphates acides qui ne sauraient fournir dans la digestion la quantité d'alcali nécessaire pour la formation du sang et pour une facile digestion. Partant de cette idée, M. le chimiste Liébig a fait des expériences nombreuses et a donné la formule d'une bouillie destinée à remplacer la bouillie de froment, et dans laquelle figurent les farines de malt, de froment, le carbonate de potasse et du lait.

Cette formule est certainement bonne, mais la préparation de la bouillie est longue, minutieuse, et l'expérience a semblé démontrer l'inutilité et même l'inconvénient qu'il y a à employer continuellement en trop grande quantité le carbonate de potasse. Le choix de la farine de malt était très-rationnel et reposait sur l'étude des lois physiologiques de la nature. On a remarqué, en effet, qu'une action analogue à celle que nous avons décrite pour la transformation de l'amidon en sucre par la diastase de la salive, qu'une action analogue, dis-je, se rencontre dans les végétations ; lorsque pendant la germination un embryon végétal devra se nourrir au moyen de ses cotylédons, qui sont composés en grande partie de fécule, il transformera cette fécule en sucre au moyen d'une substance que MM. Paul Payen et Persoz avaient déjà découverte en 1823 dans l'orge germé ou malt et à laquelle ils avaient donné le nom de *diastase*. Suivant M. Mialhe, la diastase végétale serait tout à fait semblable à la diastase animale : toutes deux y existeraient dans la même proportion : deux millièmes dans la salive et dans l'orge germé. M. Dubranfond a donné à la diastase végétale le nom de *maltine*.

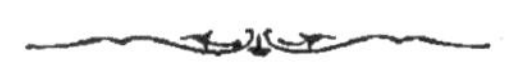

DEUXIÈME PARTIE

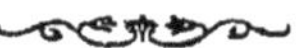

Règles de l'alimentation du sevrage, déduites de la physiologie de la digestion

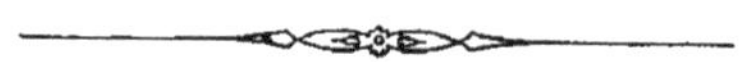

A quelle époque doit cesser l'allaitement ou en d'autres termes à quel âge doit on sevrer l'enfant ? L'allaitement par la mère doit ou devrait durer 12 à 15 mois et le sevrage est alors indispensable parce que, le lait perdant de ses qualités nutritives, l'enfant ne profite pas et sa constitution s'altérerait, si on ne lui donnait des aliments plus nourrissants.

Si un grand nombre d'enfants succombent à l'époque du sevrage, c'est presque toujours par la faute de leurs mères ou de leurs nourrices. Autant, en effet, le sevrage pratiqué avec soin, en temps opportun, est inoffensif, autant le sevrage prématuré, intempestif, offre de dangers. Voici du reste l'opinion du docteur Brochard (1).

Le sevrage d'un enfant ne doit pas être réglé sur son âge, mais sur sa dentition. Voici les quatre règles auxquelles il faut toujours se conformer :

1º *On ne doit jamais sevrer un enfant avant la sortie de ses premières dents ;*

2º *On ne doit jamais sevrer l'enfant pendant le travail de la dentition ;*

3º *On ne doit jamais le sevrer tout à coup ;*

(1) Extrait de l'art d'élever les enfants par le docteur Brochard.

4° On ne doit jamais le sevrer pendant l'été.

Le simple bon sens dit qu'un enfant que l'on sèvre doit pouvoir prendre des aliments solides. Il faut, pour cela, qu'il ait des dents, afin de pouvoir broyer les aliments qui doivent remplacer le lait maternel. Il y a, en outre, une grande imprudence à sevrer un nourrisson avant l'époque où peuvent survenir les accidents souvent graves de la dentition. On est cependant quelquefois obligé, pour une raison quelconque, de sevrer un enfant avant que sa dentition soit terminée, mais on doit, alors, éviter de le sevrer *pendant qu'il perce ses dents,* ce qui est excessivement dangereux.

La sortie des *canines* étant, en général, plus difficile que celle des autres dents, il faut, si la chose est possible, attendre, pour sevrer un enfant, qu'il ait *seize* dents. Si cela ne se peut, il faut attendre qu'il en ait *douze,* attendre, au moins, qu'il en ait *six.* Dans ce cas, il faut sevrer l'enfant immédiatement après la sortie de la *douzième* dent, ou immédiatement après la sortie de la *sixième,* parce que l'on a, devant soi, à ce moment, un intervalle assez long *pendant lequel le travail de la dentition est entièrement suspendu.* En se comportant ainsi, on évite toute complication fâcheuse. Si, par un motif quelconque, il fallait sevrer un enfant n'ayant qu'*une* dent, il faudrait, à tout prix, attendre la sortie de la *deuxième* dent, après laquelle il y a un temps de repos assez long dans le travail dentaire.

Il ne faut jamais sevrer un enfant pendant l'été. Les diarrhées auxquelles les nouveau-nés sont sujets pendant les grandes chaleurs, deviennent alors souvent mortelles. Il faut le sevrer au printemps ou à l'automne, ou même pendant l'hiver, mais, dans cette dernière saison, on est privé d'un moyen de distraction puissant, la promenade.

Lorsque l'on veut sevrer un enfant, on commence par le faire teter moins souvent, et l'on remplace chaque tetée, par du lait qu'on lui fait boire *au biberon* et non à la tasse ou au verre, puis on ne le fait plus teter que le matin et le soir. Dans le jour, il boit du lait, mange de la bouillie, faite avec la diastasine, *à des heures, à des intervalles parfaitement réglés.* Au lieu de lui donner à teter la nuit vers onze heures, la mère le fera boire, *le reste de la nuit, il devra dormir.* Au bout de quelque temps, on ne le fait plus teter qu'une fois par jour. On remplace, chaque fois, le sein par le biberon, puis on ne le fait plus teter du tout. Le sevrage ainsi opéré n'offre aucun danger.

Mais il y a, dans la pratique, une infinité de circonstances qui force quelquefois les mères à s'écarter des règles que je viens de donner. Afin d'éviter alors le plus grave de tous les dangers, celui de sevrer un enfant, *tout d'un coup*, il est prudent, dès l'âge de quatre mois, de *toujours* habituer un enfant à boire, au biberon, du lait de vache ou du lait de chèvre, une fois, puis deux fois par jour, et, un peu plus tard, à manger, une fois par jour, une fécule au lait et à la diastasine bien légère, bien cuite. En agissant ainsi on n'est jamais pris au dépourvu, lorsqu'il faut sevrer un enfant. Seulement il faut agir avec prudence et, le cas échéant, ne lui donner pour toute nourriture, pendant quelques mois, que du lait et de la diastasine. Ce régime convient également à un enfant lorsque sa mère n'a pas beaucoup de lait.

Un grand nombre de femmes ont l'habitude, la nuit, de faire boire à leurs nourrissons du lait, de l'eau sucrée, de l'eau d'orge, etc., en grande quantité. Cette mauvaise habitude empêche les enfants de dormir et amène chez eux un développement considérable du ventre. Un nourrisson, selon son âge, ne doit boire que trois fois, deux fois, une fois, pendant la nuit. Quand il est sevré, il doit dormir toute la nuit. Pour faire disparaître cette habitude, au lieu de donner à l'enfant sa ration de lait ordinaire, on lui en donnera un demi-verre. L'enfant criera. *On le laissera crier.* Quelques instants après il s'endormira. La nuit suivante, au lieu de lait, on lui donnera de l'eau sucrée, et *l'on ne fera pas attention à ses cris.* La troisième nuit, on lui donnera de l'eau pure. Au bout de deux ou trois nuits, il ne demandera plus à boire et dormira sans se réveiller.

Le sevrage prématuré et l'alimentation prématurée qui en

est, presque toujours la conséquence, sont les causes les plus fréquentes de la mortalité du premier âge. Un grand nombre de femmes s'imaginent que lorsqu'un enfant est sevré de bonne heure, il faut, *pour le fortifier*, lui donner une nourriture abondante, substantielle, lui faire manger de tout, même de la viande. Ce préjugé stupide fait succomber, chaque année, des milliers d'enfants.

Lorsqu'une femme n'a pas beaucoup de lait ou lorsqu'elle est obligée de sevrer prématurément son enfant, il faut, comme je l'ai dit, qu'elle ne lui donne pour toute nourriture, pendant un temps assez long, que du lait et de petites bouillies faites avec la diastasine. *Toute autre nourriture lui est funeste.*

Pendant que l'on sèvre un enfant, on ne doit rien changer à son régime alimentaire. On cesse seulement de le faire teter, et l'on remplace le sein par du lait de vache ou par de la diastasine. Le sevrage n'est alors, pour le nourrisson, que la cessation de l'usage du lait maternel, et non un changement subit dans sa manière d'être nourri. Au moment du sevrage, l'enfant est beaucoup plus impressionnable que dans toute autre circonstance. Sa peau, ses intestins surtout sont d'une grande susceptibilité. On apportera donc la plus grande attention à tout ce qui concerne son hygiène ; on évitera ainsi la plupart des accidents qui accompagnent le sevrage lorsqu'il est mal pratiqué.

Après le sevrage, il faut, pendant quelques jours, ne rien changer au régime de l'enfant. Ce n'est que peu à peu, et *graduellement* qu'on lui donne une nourriture plus substantielle. Il faut bien se garder de lui donner de la viande avant que son estomac ne soit capable de la digérer, c'est-à-dire avant qu'il n'ait des dents pour la mâcher. Il faut bien surtout, sous prétexte de le fortifier, se garder de lui donner de la viande crue, qui l'expose aux vers. Si l'on veut, après le sevrage, fortifier les enfants, on leur donne du bouillon gras pur ou coupé avec du lait, de la diastasine au gras. Un excellent moyen d'animaliser la nourriture d'un enfant, lorsque l'on n'a pas à sa disposition du bouillon gras, est de mettre dans son lait ou dans la bouillie de la diastasine, qu'on lui donne, gros comme un pois d'extrait de viande Liébig, qui est si facile à conserver, même pendant les grandes chaleurs. C'est un moyen souvent employé et qui, dans bien des cas, a rendu de grands services.

Avant, pendant et après le sevrage, un enfant doit toujours prendre de la nourriture en petite quantité. Cette nourriture, en outre, doit toujours être en rapport avec la faiblesse de ses organes, et toujours être donnée à des heures, à des intervalles parfaitement réglés. On voit que le régime que suit un enfant, après le sevrage, a une très-grande influence sur sa santé et sur sa constitution.

TROISIÈME PARTIE

Valeur des substances alimentaires destinées au premier âge, et utilité de la Diastasine.

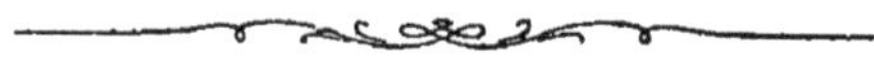

Le choîx des substances alimentaires destinées au premier âge a une très-grande importance, et cependant jusqu'à ce jour on s'est fort peu préoccupé de cette grave question. La farine de froment, les semoules, les fécules d'orge, de riz, de maïs, d'avoine, de pommes de terre sont indistinctement employées, et cependant toutes ces fécules n'ont pas la même valeur nutritive, et sont d'une digestion plus ou moins difficile. Nous avons déjà dit que la

farine de froment était indigeste, parce qu'elle possède une réaction acide : Toutes les bouillies, toutes les semoules, préparées
avec de la farine de froment seront donc d'une digestion difficile ;
la farine de lentille paraît constituer la Revalescière prônée d'une
façon quelque peu excentrique et présentée comme une panacée
universelle, comme un remède à tous les maux. Sa saveur peu
agréable en rend l'emploi difficile dans l'alimentation des enfants.
La farine de maïs a été prônée également sous le nom de farine ou fécule mexicaine, contre les maladies de poitrine, et la
réclame n'a pas manqué de lui attribuer des propriétés merveil-
leuses ; il y a sans doute une grande exagération dans les annon-
ces pompeuses qui s'étalent à la quatrième page du journal ; cependant la farine de maïs possède des propriétés analeptiques assez
remarquables, et elle contient 10 0/0 d'une huile concrète dont la
composition chimique se rapproche de celle du beurre, des sels de
fer en assez grande quantité. Dernièrement, le docteur Fua, de
Padoue, a lu à l'Académie de Médecine un mémoire sur le maïs,
ses propriétés hygiéniques et thérapeutiques ; mais les propriétés
ont été exagérées, et si le maïs renferme du fer et une matière
grasse, il contient moins de matières azotées que les autres céréales et beaucoup plus de substances inertes. Le pain de maïs a un
goût particulier, qui déplaît souvent ; il rassasie très-vite et les
personnes même qui l'aiment ne le supportent qu'un instant. Sous
forme de bouillie ou de potage au gras ou au lait, on pourra cependant dans les pays où le maïs est cultivé en grand, utiliser sa
farine dans l'alimentation des nouveau-nés, comme aliment de
sevrage. La farine de maïs est d'une conservation difficile, et devient facilement la proie d'un parasite spécial au maïs le Carbon.

Le tapioka véritable, qui nous vient des Antilles et que l'on re-
tire du Jatropha Manihot, est un aliment de facile digestion ; malheureusement la plupart des tapiokas du commerce ne sont que des
produits factices faits avec la fécule de pommes de terre. Ces
tapiokas indigènes sont d'une digestion beaucoup plus difficile, et
nourrissent moins.

MM. Dujardin-Beaumetz et Hardy ont lu, il y a quelque temps,

4

à la Société médicale des hôpitaux, un excellent mémoire sur les avantages de la farine d'avoine dans l'alimentation des enfants en bas âge.

De ce mémoire ressortent les propositions suivantes :

La farine d'avoine se rapproche très sensiblement du lait de femme comme éléments plastiques et respiratoires. — Elle s'en rapproche même plus que le lait de vache.

Elle contient une notable proportion de fer. — C'est un des aliments qui en contiennent le plus.

Elle renferme en outre une grande quantité de phosphate de chaux, si nécessaire au jeune âge.

Expérimentée sur une grande échelle, elle a donné les résultats les plus satisfaisants.

Pour ne citer qu'une expérience, quatre enfants de quatre, huit, dix et onze mois, exclusivement nourris avec du lait de vache et de la farine d'avoine, ont gagné en moyenne 21 grammes 50 centigrammes par jour, ce qui équivaut à peu près à ce que gagnent les enfants qui prennent le sein d'une bonne nourrice.

Employée pour suppléer à l'alimentation insuffisante de la mère, les résultats ont été aussi satisfaisants.

Ces messieurs ont enfin remarqué que la farine d'avoine avait la propriété d'empêcher la diarrhée, et elle la supprime même chez les enfants débilités où elle est quelquefois si tenace. Or c'est là un avantage inappréciable, car nous savons tous que la diarrhée est le grand écueil de l'alimentation mixte et du sevrage, et la plus grande cause de mortalité des jeunes enfants.

Ces résultats ont été confirmés dans une excellente thèse soutenue par M. le Dr Marie, ancien interne de l'hôpital civil de Versailles, qui a fait sur ce sujet une série d'expériences dans le service de M. le Dr Petit.

Ils l'ont été encore dans une note publiée dans l'*Union médicale* par le Dr Mignot, médecin de l'hôpital de Chantelle, note à propos de laquelle M. Amédée Latour lui-même dit s'être admirablement trouvé, chez les phthisiques, de la farine d'avoine, et de celle de maïs données alternativement en bouillies.

En Angleterre d'ailleurs et dans ses colonies, la farine d'avoine sert tout particulièrement à l'alimentation du jeune âge, et c'est à son usage que le professeur Payen attribue la beauté et la vigueur des enfants de l'Ecosse et des comtés de l'Angleterre.

En France nous n'en sommes point là, et notre embarras est toujours fort grand lorsque nous sommes appelés à faire choix pour l'enfant d'une bonne alimentation appropriée à son âge.

Sans compter que souvent les jeunes mères se laissent guider par des conseillers incompétents et pas toujours désintéressés.

Aussi devons-nous nous féliciter que MM. Beaumetz et Hardy aient appelé notre attention sur ce produit jusqu'à présent complétement inconnu chez nous, au moins sous cette forme.

On consomme bien en effet, notamment en Bretagne et en Normandie, de grandes quantités de gruau d'avoine (grain décortiqué), et cette nourriture est encore une des meilleures. Mais ce gruau ne saurait être comparé à la farine, car, au lieu d'une gelée agréable et de digestion facile, on n'obtient, même après une longue cuisson, qu'une semoule qui fatigue l'estomac de l'enfant, une partie restant indigérée, comme il est facile de s'en convaincre.

Aussi MM. Beaumetz, Hardy et Marie insistent-ils, d'une façon particulière, sur la fabrication de la farine d'avoine, qui demande de grands soins et des manipulations toutes spéciales. Si l'on voulait moudre d'ailleurs de l'avoine dans les conditions ordinaires des autres céréales, on n'obtiendrait qu'une masse pâteuse et noirâtre, mais pas de farine, et celle-ci ne serait point, quand même, susceptible de conservation.

En Ecosse et en Irlande, disent ces médecins, on apporte un très-grand soin à la fabrication de la farine d'avoine. Le battage se fait immédiatement après la moisson, ce qui donne plus de saveur à la farine ; puis on porte l'avoine dans des fours spéciaux pour y subir une dessication dont le point juste demande une longue habitude, et on procède enfin à la mouture qui se fait en deux temps : le premier ayant pour but de détacher simplement les premières enveloppes du grain, et le second de le réduire en farine.

La farine ainsi obtenue se conserve indéfiniment. Bouillie avec de l'eau ou du lait, elle forme une gelée qui possède un léger parfum de vanille et qui a un goût très-agréable : aussi les enfants en sont-ils très-friands.

Il y a des exagérations dans cet éloge de la farine d'avoine, et pour les enfants nouveau-nés, le lait de vache sera certainement préférable, et la farine d'avoine, comme toutes les fécules, sera d'une digestion pénible.

Il faut aux enfants une nourriture ou un aliment pour ainsi dire tout digéré ; la Diastasine remplit cette condition. La diastase se trouve dans cette farine dans des proportions absolument indispensables pour opérer la transformation de la fécule en glucose. La diastase employée est absolument pure, condition essentielle de succès, et malheureusement les diastases et les pepsines du commerce ne sont jamais pures et par conséquent leur action est faible, et souvent nulle. Le choix de la farine est également très important et la Diastasine est un mélange en proportions convenables de farine de gruau d'avoine, de tapioka naturel, de salep, et c'est la meilleure des farines alimentaires éminemment digestive, d'un goût très-agréable, et préparée avec un soin tout particulier, d'après les règles de la science médicale et de l'hygiène. Pour qu'une farine possède des propriétés réellement alimentaires et fortifiantes il faut qu'elle renferme une assez grande quantité de principes salins et de principes minéraux, tels que le fer et le phosphore sous la forme de combinaisons diverses, phosphate de chaux, etc. Les savantes recherches microscopiques et analytiques de M. Mouriès ont démontré que ces éléments minéraux ne se trouvent pas répartis dans toutes les parties de la graine d'une manière régulière et homogène. Les parties centrales du grain sont constituées par de l'amidon presque pur, tandis que la portion externe, corticale, renferme presque tous les principes minéraux et azotés, qui composent, pour une si grande part, le pouvoir alimentaire de ces graines.

Une autre particularité de la structure du blé, du maïs et de l'avoine consiste en ce que leurs parties centrales et pauvres sont beaucoup moins dures que les parties externes et riches.

Il résulte de ce fait que, à l'aide d'un artifice tout mécanique, on peut opérer la mouture de ces graines de manière à les séparer en deux portions égales dont la plus faible renferme presque tous les éléments riches en matières minérales et azotées. La Diastasine est composée de telle façon qu'elle renferme une grande proportion de substances minérales et azotées. La farine de froment est indigeste, avons-nous dit, parce qu'elle possède une réaction acide Il fallait absolument éviter la présence d'un phosphate acide dans la composition d'une farine alimentaire diastasée, car les récents travaux lus à l'académie de médecine par MM. Vulpian et Mourrut démontrent d'une façon complète que la réaction acide des liquides dans lesquels on fait dissoudre la diastase retarde l'action de la Diastase, et annule l'action de la pancréation pour que la diastase saccharifie rapidement l'amidon, (condition essentielle pour la digestion facile des fécules) il faut se placer dans des conditions spéciales et n'employer que des produits non acides. C'est dans ce but que M. Liébig additionnait la farine de froment de bicarbonate de potasse ; mais la présence d'une quantité aussi considérable de substance alcaline présentait des inconvénients ; voilà pourquoi dans la composition de la Diastasine nous ne faisons pas entrer un atome de farine de froment, et que la farine employée ne laisse après l'incinération que des phosphates neutres comme le démontrera facilement l'analyse chimique.

La Diastasine a reçu l'accueil le plus favorable du corps médical et les nombreuses récompenses décernées par la société protectrice de l'enfance de Marseille, par l'académie nationale, agricole et manufacturière de Paris, par le collège international des lettres sciences et arts de Milan (Italie), sont une preuve de sa valeur, et des services que cette farine alimentaire peut rendre non-seulement pour l'alimentation des nouveau-nés, mais encore dans les nombreux cas de dyspepsies digestions pénibles, gastrites. Nous n'insisterons pas sur cette partie, nous sortirions de notre cadre ; cependant nous devons dire que les travaux de tous les médecins sont unanimes à démontrer l'utilité de la Diastase dans les dyspepsies ; le docteur Constantin Paul a fait de nombreuses expériences, et tout récemment l'académie de médecine décernait un prix de 500 francs à M. le docteur Cantaret, de Roanne, pour son mémoire sur la maltine ou diastase, et sur le rôle et l'utilité de cette substance dans les dyspepsies ; la Diastasine peut donc rendre de grands services ; j'appelle tout particulièrement l'attention du corps médical sur cette farine alimentaire et j'espère que la lecture de ce mémoire l'édifiera complètement sur sa valeur et sur son utilité.

J'ai fait le dépôt légal de l'étiquette et de la dénomination de Diastasine et je me réserve tout mes droits contre toute imitation ou contrefaçon.

DIASTASINE FERRUGINEUSE

L'enfant qui ne trouve point dans le lait de sa mère ou des animaux le phosphate de chaux nécessaire à l'entretien et à l'accroissement des diverses parties du corps, l'emprunte d'abord aux os de son squelette. Celui-ci, bientôt affaibli, se courbe, se déforme et s'enflamme. En même temps les aliments mal digérés par un estomac trop faible, irritent l'intestin, causent la diarrhée verte, les vomissements, le ballonnement du ventre ; l'enfant maigrit et arrive en peu de mois à un degré profond d'épuisement.

La Diastasine simple serait insuffisante pour réparer de pareils désordres. Il faut alors avoir recours à la Diastasine ferrugineuse, au phosphate de fer et de chaux ; sous son influence la digestion devient régulière les muscles et les os se réparent, la vivacité renaît et le travail si important de la dentition se fait avec régularité ; le phosphate de fer et de chaux réunit dans sa composition les principaux éléments chimiques constitutifs du sang, des nerfs et des os ; ainsi s'explique son action merveilleuse dans toutes les affections qui proviennent de l'altération ou de l'appauvrissement du sang, non-seulement chez les enfants, mais encore chez les adultes et les vieillards : chlorose, pâles couleurs, anémie, épuisement, rachitisme, scrofules, lymphatisme.

Les derniers essais tentés par des praticiens distingués ont démontré l'utilité des phosphates dans les maladies de poitrine, la phthisie pulmonaire, dont la cause immédiate est un épuisement du phosphure de l'organisme. Or, l'assimilation complète par l'alimentation du phosphate de chaux et de fer remédie à cet épuisement du phosphure. Le phosphate de fer et de chaux facilite le développement de la fibre musculaire, augmente les phénomènes d'absorption et de réparation et devient le véritable aliment du système nerveux. L'emploi de la Diastasine ferrugineuse est donc indiqué dans toutes les affections nerveuses, telles que hystérie, migraines, névralgies. L'usage de la Diastasine ferrugineuse ne présente aucun des inconvénients des nombreux médicaments à base de fer et de phosphate de chaux, tels que pilules, sirops, vins, solutions. L'absence de toute saveur médicamenteuse permettra d'en continuer l'usage aussi longtemps que la maladie l'exigera ; on pourra préparer l'aliment soit au lait, soit au gras ou au maigre, pas de répugnance, pas de dégoût ; la Diastasine ferrugineuse permet aux malades de s'assimiler, sous forme d'un excellent potage, un des médicaments les plus actifs de la matière médicale ; un jury spécial nommé par l'Académie nationale, agricole et manufacturière de Paris, a fait un rapport très-élogieux sur ce produit et m'a décerné une médaille d'argent au concours de 1874.

L. MISSONIER,

PHARMACIEN,

Officier d'Académie,

MEMBRE ET LAURÉAT

DE PLUSIEURS SOCIÉTÉS SCIENTIFIQUES,

(*Trois prix de Concours et huit Médailles d'argent*).

PRODUITS SPÉCIAUX

DIASTASES

1° **DIASTASINE MISSONIER**, ou *Farine alimentaire* pour l'alimentation de sevrage, d'une digestion facile et convenant non-seulement aux nouveau-nés, mais aux adultes dans les convalescences et les diverses maladies de l'estomac. — **La boîte : 1 fr. 50.**

2° **DIASTASINE FERRUGINEUSE** pouvant remplacer avantageusement toutes les préparations ferrugineuses et de phosphate de chaux et permettant l'assimilation complète du phosphate de fer sous la forme d'un excellent potage, indispensable dans les pâles couleurs, l'anémie, l'amaigrissement, la phthysie, l'épuisement, (médaille d'argent. Paris, 1874.) — **La boîte : 2 francs.**

PASTILLES DIASTASINE anti-gastralgiques, à la diastase pure, au bismuth et à la magnésie, très-efficaces dans les diverses maladies de l'estomac et des intestins, digestions pénibles, aigreurs, vents, vomissements, diarrhée. — **La boîte : 1 fr.**

MÉMOIRES PUBLIÉS

PAR

L. MISSONIER, pharmacien

DES MOYENS d'éviter les erreurs en pharmacie. — Premier prix au Concours de la Pharmacie Centrale. — Paris, 1866.

DU DANGER DES BOISSONS ALCOOLIQUES au double point de vue de l'alcool et des falsifications. (Mémoire couronné par la Société contre l'abus des Boissons alcooliques).— **Médaille d'argent.**

DE L'ORGANISATION des centres de réunion pour les ouvriers des villes et des campagnes et de leur utilité au point de vue de la tempérance. — Mémoire couronné par la Société Française de tempérance. — Concours 1875, médaille d'argent et prix de 200 fr.

MÉMOIRES sur des questions se rattachant à la pharmacie. — Deuxième prix au Concours 1875 de la Pharmacie Centrale de Paris et Mention au Concours 1877.

www.ingramcontent.com/pod-product-compliance
Ingram Content Group UK Ltd.
Pitfield, Milton Keynes, MK11 3LW, UK
UKHW020126080726
13614UKWH00005B/2060